BEI GRIN MACHT SICH IHR WISSEN BEZAHLT

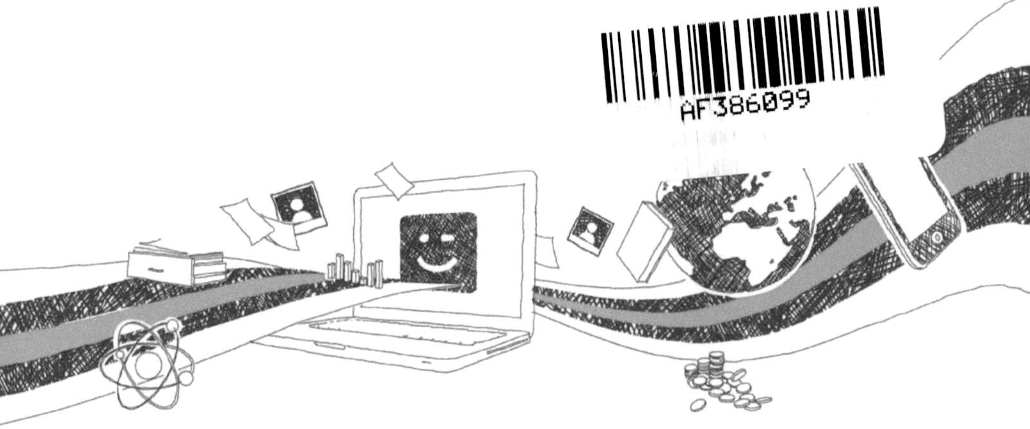

- Wir veröffentlichen Ihre Hausarbeit,
  Bachelor- und Masterarbeit

- Ihr eigenes eBook und Buch -
  weltweit in allen wichtigen Shops

- Verdienen Sie an jedem Verkauf

Jetzt bei www.GRIN.com hochladen
und kostenlos publizieren

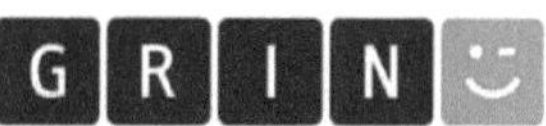

Roland Dombrowski

Die Zusammenarbeit der Akteure im Bevölkerungs- und Katastrophenschutz im Gesundheitssystem

Am Beispiel eines fiktiven Szenarios

GRIN Verlag

Bibliografische Information der Deutschen Nationalbibliothek:

Die Deutsche Bibliothek verzeichnet diese Publikation in der Deutschen National-
bibliografie; detaillierte bibliografische Daten sind im Internet über http://dnb.d-
nb.de/ abrufbar.

Impressum:

Copyright © 2014 GRIN Verlag GmbH
Druck und Bindung: Books on Demand GmbH, Norderstedt Germany
ISBN: 978-3-656-90485-4

Dieses Buch bei GRIN:

http://www.grin.com/de/e-book/293159/die-zusammenarbeit-der-akteure-im-
bevoelkerungs-und-katastrophenschutz

AKKON HOCHSCHULE
HOCHSCHULE FÜR HUMANWISSENSCHAFTEN
EMERGENCY PRACTITIONER
WS 2013

Hausarbeit

Studienfach: Struktur und Leistungsfähigkeit des nationalen Gesundheitssystems

---

Zusammenarbeit der Akteure im Bevölkerungsschutz und Katastrophenschutz im Gesundheitssystem am Beispiel eines Fiktiven Szenarios mit einem Infektiösen Patienten

Vorgelegt von:
Roland Dombrowski

1. Fachsemester Emergency Practitioner

Inhaltsverzeichnis

Abkürzungsverzeichnis

Arbeitsgemeinschaft der obersten Landesgesundheitsbehörden	AOLG
Bund Länder Abteilungsleiter Arbeitsgemeinschaft	BL-AL-AG
Bundesministerium für Bevölkerungsschutz und Katastrophenhilfe	BBK
Bundesministerium des Innern	BMI
Bundesministerium für Gesundheit	BMG
Bundesministerium der Justiz und für Verbraucherschutz	BMJV
Bundesministerium für Umwelt und Reaktorsicherheit	BMUB
Bundeszentrale für Arzneimittel und Medizinprodukte	BfAM
Bundeszentrale für Gesundheitliche Aufklärung	BZgA
Deutsches Institut für Medizinische Dokumentation und Information	DIMDI
Europäische Union	EU
Gesundheitsamt	GA
Grundgesetz	GG
Interministerielle Koordinierungsgruppe des Bundes und der Länder	IntMinKoGr
Infektionsschutzgesetz	IfSG
Landesamt für Gesundheitsamt und Soziales	LAGeSo
North Atlantic Treaty Organization	NATO
Paul Ehrlich Institut	PEI
Robert Koch Institut	RKI
Senatsverwaltung für Gesundheit und Soziales	SenGesSoz
Technisches Hilfswerk	THW
World Healt Organisation	WHO

1.0 Einleitung

Der Katastrophenschutz der Länder und der Zivilschutz des Bundes sind eng miteinander verzahnt. Es soll somit ein bestmöglicher Schutz der Bürgerinnen und Bürger im Rahmen eines integrierten Gefahrenabwehrsystems sichergestellt werden. Die vorhandenen Ressourcen sollen so gut wie möglich eingesetzt werden und werden aus den Ländern, von Angehörigen der Feuerwehren und Helfern des Katastrophenschutzes besetzt. Diese bilden den Hauptanteil für den Bevölkerungsschutz. Die Länder leisten darüber hinaus eine flächendeckende Vorhaltung von Katastrophenschutzmaterialien sowie durch die Förderung des kommunalen Brandschutzes einen wesentlichen Beitrag für den umfassenden Bevölkerungsschutz. Der Bevölkerungsschutz umfasst den Katastrophenschutz der Länder sowie den Zivilschutz des Bundes. Der Bevölkerungsschutz beschreibt als Oberbegriff alle Aufgaben und Maßnahmen der Kommunen und der Länder im Katastrophenschutz sowie des Bundes im Zivilschutz. Der Katastrophenschutz ist eine besondere Organisationsform der kommunalen und staatlichen Verwaltungen in den Ländern und der zur Gefahrenabwehr beteiligten Behörden, Organisationen und Einrichtungen. Die Zusammenarbeit dieser Behörden, Organisationen und Einrichtungen ist ein komplexes System und arbeitet im Rahmen des Bevölkerungsschutzes zusammen. Die Länder sind für die Sicherstellung des Katastrophenschutzes zuständig. Der Bund für den Katastrophenschutz sowie für die Landesverteidigung. (Art. 73 Abs. 1 Nr. 1 GG). (BBK, 2014) Diese Zusammenarbeit der Institutionen soll mit dieser Arbeit dargestellt werden anhand eines infektiösen Patienten.

1.1 Leitfrage

Nach der Einleitung in die Thematik folgt nun die Fokussierung und Konkretisierung anhand einer Leitfrage. Die Zusammenarbeit im Bevölkerungsschutz soll anhand eines Beispiels mit einem infektiösen Patienten dargestellt werden, von dem die Gefahr einer möglichen Epidemie oder Pandemie ausgeht. Es sollen Probleme und Schnittstellenprobleme erörtert werden und über die folgenden Kapitel beantwortet werden.
Die Fragestellung lautet:

Wie arbeiten die Behörden und Organisationen im Gesundheitswesen und des Bevölkerungsschutzes am Beispiel eines infektiösen Patienten zusammen. Wo können eventuelle Übermittlungs- und Weiterleitungsfehler entstehen?

1.2 Problemstellung

„Die World Health Organisation warnt vor der drohenden Ausbreitung neuer Infektionskrankheiten sowie vor der Wiederausbreitung bereits besiegt geglaubter Krankheiten...."
(BBK, 2005, Problemstudie, Risiken für Deutschland, Teil1, Seite 24)

Deutschland hat ein gut bestehendes und funktionierendes Gesundheitssystem. Durch die diversen Gesundheitseinrichtungen, die von einer hausärztlichen Behandlung bis hin zu einer intensivtherapeutischen Behandlung reichen. Das Deutsche Gesundheitssystem kann aber auch an seine Grenzen gelangen durch außergewöhnliche Seuchenlagen, Epidemien oder Pandemien. In diesem Falle würden die landesspezifischen Katastrophenpläne, Pandemiepläne und vieles mehr aktiviert werden. Außergewöhnliche Seuchenlagen durch Naturereignisse könnten am ehesten in Deutschland als Folge von Überschwemmungen oder Sturmfluten auftreten.
(BBK, 2005, Problemstudie, Risiken für Deutschland, Teil1, Seite 25)

Die Gefahr einer Epidemie oder Pandemie besteht jedoch jederzeit und kann an jedem Ort der Welt ausbrechen. Welche Organisationen schützen Deutschland und die Bevölkerung in solchen Fällen, welche Bereiche müssen geschützt werden und welche Kritischen Infrastrukturen müssen besonders geschützt werden damit die Gesundheit nicht gefährdet wird?

Die nächsten Kapitel sollen die Gesundheitsstrukturen und Behörden des Gesundheitswesens und Bevölkerungsschutzes vom Kommunalen bis hin zur Bundesregierung und dessen Aufgaben aufzeigen.

2.0 Behörden und Organisationen auf Kommunaler und Landesebene

Auf Kommunaler und Landesebene agieren für die Aufrechterhaltung der Gesundheit im alltäglichem Leben ohne besondere Gefahrenlagen Ärzte, Krankenhäuser, Gesundheitsämter und in Berlin die Senatsverwaltung für Gesundheit und Soziales.

Die Gesetzgebung, Zuständigkeit und Verantwortung für den Katastrophen-schutz liegen ebenfalls bei den Ländern nach Art. 70 GG. Es wird auf die einzelnen Sparten eingegangen.

2.1 Das Gesundheitsamt

Das Gesundheitsamt ist als vor Ort tätige Behörde Teil des öffentlichen Gesundheitsdienstes. Man unterscheidet staatliche und kommunale Gesund-heitsämter oder Gesundheitsbehörden. In Deutschland wurden seit 2001 zahlreiche kommunale Gesundheitsämter umbenannt in „Fachdienst Gesundheit", andere sind in den Landratsämtern und heißen nicht mehr „Gesundheitsamt", sondern „Abteilung" bzw. „Sachgebiet Gesundheitswesen", auch „untere Gesundheitsbehörde" findet sich als Bezeichnung. (Siehe hierzu die Gesetze der Bundesländer über deren öffentlichen Gesundheitsdienst). Die Leitung eines Gesundheitsamtes bzw. eines Fachdienstes Gesundheit wird in der Regel durch einen Amtsarzt wahrgenommen. Die Aufgaben der Gesund-heitsämter sind vielfältig und können von Bundesland zu Bundesland variieren. Sie werden durch Bundesgesetze, Landesgesetze und Verordnungen und zum geringeren Teil durch EU-Recht bestimmt. Aufgaben können zum Beispiel sein

ein Amtsärztlicher Dienst, Gesundheitsförderung, Gesundheitsberichterstattung, Epidemiologie und viele weitere Bereiche. Ein mögliches Beispiel eines Organigramms eines Gesundheitsbereiches ist im Anhang 1 einzusehen. In diesem Organigramm sieht man das Beispiel Berlin Charlottenburg-Wilmersdorf. Dort unterstehen dem Landesgesundheitsamt (LaGeSo) die beiden Fachbereiche Gesundheit (Gesundheitsämter) und Soziales.

(Gesundheitsamt, 2014)

2.2 Das Landesamt für Gesundheit und Soziales (LAGeSo) Berlin

Das LAGeSo ist der Senatsverwaltung für Gesundheit und Soziales (SenGesSoz) nachgeordnet. Der Bereich Gesundheit nimmt gesamtstädtische Angelegenheiten des Gesundheitswesens im Land Berlin wahr. Es befasst sich mit den Überwachung- und Ordnungsangelegenheiten zu gesundheitspolitischen Fragestellungen und trägt so zur Gestaltung des Gesundheitswesens im Land Berlin bei. Aufgabenbereiche des LAGeSo sind unter anderem das Arzneimittelwesen, Gentechnik, Trinkwasserhygiene, Infektionsepidemiologie, Infektionsschutz und viele weitere Sparten, die dem Anhang 2 zu entnehmen sind.

Wenn man auf den Bereich Infektionsepidemiologie und Infektionsschutz des LAGeSo eingeht, kann man eine Vielzahl von Meldeformularen sowie Belehrungen und Berichterstattungen einsehen. Das LAGeSo liefert eine ständige Berichterstattung über wöchentlich aktuelle infektionsepidemiologische Berichte, die sich aus der Auswertung und Zusammenfassung der Meldungen der Gesundheitsämter ergeben („Epi-Info Berlin").

Das LAGeSo führt auf der Internetseite Meldeformulare für Ärzte, Laboratorien, Schulen sowie Gemeinschaftseinrichtungen.

(Landesamt für Gesundheit und Solzialen, 2014)

2.3. Senatsverwaltung für Gesundheit und Soziales

Die Senatsverwaltung für Gesundheit und Soziales bedient ein breites Spektrum an Themen. Die Verbesserung des Gesundheitszustandes durch Stärkung von Gesundheitsförderung und Präventionen wird eine hohe Priorität eingeräumt. Die Bereiche im Gesundheitsbereich umfassen die Gesundheitspolitik, Drogen und Sucht, Krankenhauswesen, Schwangerschaft, Kindergesundheit, Kinderschutz, Psychiatrie in Berlin, Arzneimittel, Medizinprodukte, Fachberufe des Gesundheitswesens sowie die Notfallversorgung, Infektionsschutz, gesundheitlicher Umweltschutz und Katastrophenschutz. Ein aktuelles Thema im Rahmen des Infektionsschutzes ist die Pandemieplanung. Der Katastrophenschutz im gesundheitlichen Bereich hat als einen Schwerpunkt die klinische Vorsorge für den Massenanfall von Verletzten. Insbesondere die Vorsorge für atomare, biologische- und chemische Schadenslagen wurden aktuell in Berlin vorbereitet.

Der gesundheitliche Bevölkerungsschutz verknüpft die Versorgungskonzepte des Öffentlichen Gesundheitsdienstes und der Krankenhäuser mit den Planungen der Einsatzorganisationen, die die direkte Gefahrenabwehr, z.B. beim Massenanfall von Verletzten vor Ort übernehmen. Die Vorsorge in den Krankenhäusern als letztes Glied der Rettungskette ist in diesem Zusammenhang von besonderer Bedeutung. Darauf wird später im Kapitel Kritische Infrastrukturen (KritIs) gesondert eingegangen. Diese Informationen sind auf der Internetseite der Senatsverwaltung für Gesundheit und Soziales unter der Sparte gesundheitlicher Bevölkerungsschutz zu finden. Das Organigramm der Senatsverwaltung ist im Anhang 3 einzusehen.

(Senatsverwaltung für Gesundheit und Soziales, 2014)

3. Behörden und Organisationen auf Bundesebene

Für den Bereich Gesundheit sind auf Bundesebene das Bundesministerium des Innern (BMI) und das Bundesministerium für Gesundheit (BMG) zuständig.

3.1 Das Bundesministerium des Innern (BMI)

Das Bundesministerium des Innern (BMI) und seine Geschäftsbereiche decken ein breites Spektrum an Aufgaben und Tätigkeiten ab. Der Bogen reicht vom Bevölkerungsschutz über Integration und Sportförderung bis hin zu Sicherheitsaufgaben. Die Sparte des Bevölkerungsschutzes soll näher beleuchtet werden.

Im BMI wurde die Abteilung „Krisenmanagement und Bevölkerungsschutz" eingerichtet. In dieser Abteilung sind eine Vielzahl verschiedener Aufgaben des Krisenmanagement und des Bevölkerungsschutzes konzentriert. Das Koordinierungszentrum Krisenmanagement, Das Lagezentrum des BMI, Fachaufsicht über Bundesamt für Bevölkerungsschutz und Katastrophenhilfe (BBK), das Technische Hilfswerk (THW) sowie die Koordination des Schutzes Kritischer Infrastrukturen. Das Bundesministerium für Gesundheit als auch das Bundesministerium für Umwelt (BMUB) und das BMI haben sich darauf geeinigt gemeinsame Krisenstäbe im Rahmen der Krisenbewältigung zu stellen. (Bundesministerium des Innern, 2014)

3.2 Das Bundesministerium für Gesundheit (BMG)

Das Bundesministerium für Gesundheit (BMG) ist für eine Vielzahl von Politikfeldern zuständig. Dabei konzentriert sich die Arbeit auf die Erarbeitung von Gesetzesentwürfen, Rechtsverordnungen und Verwaltungsvorschriften. Zu den zentralen Aufgaben zählen, die Leistungsfähigkeit der Gesetzlichen Krankenversicherung sowie der Pflegeversicherung, die Reform des Gesundheitssystems sowie im Gesundheitsbereich den Gesundheitsschutz, die Krankheitsbekämpfung und die Biomedizin. Durch das Infektionsschutzgesetz (IfSG) werden Prävention, Beratung und Eigenverantwortung bei der Infektions-verhütung deutlich betont, und das öffentliche Gesundheitswesen wird gestärkt.

Das Transplantationsgesetz, das Embryonenschutzgesetz und das Stamm-
zellengesetz regeln den rechtlichen Rahmen für diese wichtigen medizinischen
Gebiete. Das Bundesministerium für Gesundheit gestaltet auch die
Rahmenvorschriften für die Herstellung, klinische Prüfung, Zulassung, die
Vertriebswege und Überwachung von Arzneimitteln und Medizinprodukten,
Wirksamkeit und Unbedenklichkeit gerecht zu werden. Wesentliche
Daueraufgabe des Ministeriums und seiner nachgeordneten Behörden ist die
Sicherheit biologischer Arzneimittel wie Blutprodukte. Jeder Bürger soll die
Möglichkeit haben, sich ein breites Gesundheitswissen anzueignen. Mündige
Versicherte und aufgeklärte Patienten gehören ebenso zu einem
Gesundheitssystem, wie Gesetze und Verordnungen. Auch im Rahmen der
Krankheitsbekämpfung beugt ein umfassendes Wissen gesundheitlichen
Risiken vor, dazu gehören auch breitgefächerte Informationen zum Thema der
Drogen- und Suchtgefahr, Infektionsschutz und Krankheitsinformationen. Zum
nachgeordneten Geschäftsbereich des Bundesgesundheitsministeriums
gehören:

- das Robert Koch-Institut (RKI),
- das Paul-Ehrlich-Institut (PEI),
- die Bundeszentrale für gesundheitliche Aufklärung (BZgA),
- das Bundesinstitut für Arzneimittel und Medizinprodukte (BFaRM)und
- das Deutsche Institut für Medizinische Dokumentation und Information
  (DIMDI).

(Bundesministerium für Gesundheit, 2014)

4. Fiktives Beispiel eines Hochinfektiösen Patienten in Deutschland Berlin

Spiegel Online

„... Inzwischen sind 95 Menschen in Guinea nach einer Ebola Infektion gestorben. Verdachtsfälle werden auch aus den Nachbarländern Sierra Leone, Liberia und Mali gemeldet. Die Zahl der seit Jahresbeginn am Ebola Virus gestorbenen Menschen in Guinea ist auf 95 gestiegen. Insgesamt seien 151 Verdachtsfälle gemeldet worden, teilte das Gesundheitsministerium des westafrikanischen Landes mit. Vor dem Wochenende hatten die Behörden noch von 86 Todesfällen gesprochen. Bisher war das Virus in der Hauptstadt Conakry und im Süden des Landes aufgetaucht." (Spiegel Online, 08.04.2014)

Geht man davon aus, das im Rahmen der Globalisierung jeder Punkt der Erde erreichbar ist besteht eine hohe Gefahr einer weltweiten Pandemie.

Nimmt man an, das ein Helfer einer Hilfsorganisation aus Guinea sich mit dem Ebola Virus angesteckt hat und dieser die Heimreise nach Deutschland antritt, ohne Anzeichen aufzuzeigen und ohne den Verdacht einer Infektion zu haben, würde er auf dem Weg nach Deutschland bereits hunderte von Personen anstecken. Laut dem Robert Koch Institut besteht eine Inkubationszeit zwischen 2 und 21 Tagen bei Ebola. Grundsätzlich ist die Inkubationszeit großzügig zu betrachten, da in der Frühphase der Erkrankung unspezifische Symptome auftreten können, die möglicherweise nicht als solche wahrgenommen werden. (RKI, 2014)

Wenn der Helfer von dem Flughafen in Conakry Guinea abreisen würde, müsste man von einer unklaren Anzahl von angesteckten Menschen ausgehen die in unmittelbaren Kontakt mit dem Helfer gekommen sind. Laut Internetrecherche würde der Helfer über die Fluggesellschaft der Air France einen Direktflug nach Berlin Tegel buchen können. Die Air France unterhält Flugzeugtypen wie den momentan größten Airbus A380, der eine Passagieranzahl von 516 Passagieren umfasst. (Anlage 4) Wenn man davon ausgeht, das der Helfer im oberem Bereich des Airbusses sitzt könnten über die

Hälfte der Passagiere kontaminiert werden.

Wenn der Helfer in Berlin landet, kommt er in den Abfertigungsbereich des Flughafens um sein Gebäck zu sich zu nehmen, wo mehrere Ankünfte aus verschiedenen Ländern abgefertigt werden. Auch hier würde die Wahrscheinlichkeit bestehen, das er weitere Personen kontaminiert. Nachdem der Helfer sein Gepäck erhalten hat fährt er mit einem Taxi nach Hause zu seiner Familie. Taxifahrer sowie die eigene Familie werden Kontaminiert. Wenn man spekulativ jetzt eine Berechnung tätigt, wäre es möglich, dass bereits zu diesem Zeitpunkt ca. 200 Fluggäste aus dem A380 kontaminiert sind, eine fiktive Anzahl von 150 Personen an den Flughäfen, der Taxifahrer 1 Person sowie die Familie 3 Personen (Frau und zwei Kinder). Dies würde eine Gesamtanzahl von 354 kontaminierten Personen ergeben.

Der Helfer erkrankt am nächstem Tag laut Robert Koch Institut mit einem unspezifischen Krankheitsverlauf, der sich folgendermaßen äußert: Die Erkrankung beginnt plötzlich mit unspezifischen Symptomen wie Fieber, Kopf- und Muskelschmerzen, Konjunktivitis, Pharyngitis und Übelkeit. Bei einigen Patienten kommt es zum Auftreten eines Exanthems. (RKI, 2014) Unser Patient begibt sich mit dem eigenen Glauben an eine Grippe zum Hausarzt und erläutert die Symptomatik. Der Hausarzt verschreibt ihm die handelsüblichen Medikamente, da bei der Anamnese der Auslandaufenthalt nicht erwähnt wurde. Ab dem 5.–7 . Krankheitstag sind bei einer Mehrzahl von Patienten Schleimhautblutungen (u.a. aus dem Gastrointestinal- und Genitaltrakt), bisweilen auch Ekchymosen zu beobachten. Der Helfer begibt sich erneut zum Arzt, dem jetzt bewusst wird, dass es sich um eine Infektionskrankheit handeln muss. Der Hausarzt würde vermutlich recherchieren um welche Krankheiten es sich handeln könnte und stellt in dem Anamnese verlauf fest, dass es sich um eine Art virales Hämoragisches Fieber handelt. Der Arzt handelt instinktiv richtig und lässt seine Praxis durch die Arzthelferinnen sperren.

4.1 Erste Einzuleitende Maßnahmen bei Feststellung eines Infektiösen Patienten

Der Hausarzt holt sich Informationen über die Symptomatik der Krankheit über das Robert Koch Institut ein und würde die Informationsbroschüre „Erste medizinische und antiepidemische Maßnahmen bei Verdacht auf virales hämorrhagisches Fieber" vorfinden. Der Hausarzt könnte sich erste Informationen bei den Informationszentren, die auf virales hämorrhagisches Fieber spezialisiert sind einholen. Eines dieser Informationszentren ist die Charité Campus Virchow Wedding.

Bis zur Entscheidung darüber, ob der Verdacht hinreichend begründet ist und der Patient in ein Behandlungszentrum verlegt wird, sollte der Patient möglichst in seinem derzeitigen Umfeld (zu Hause, in der Arztpraxis, im Aufnahmebereich eines Krankenhauses) verbleiben. Der Zugang ist bis zur endgültigen Desinfektion bzw. Dekontamination zu sperren und darf nur in entsprechender Schutzkleidung mit Schutzkittel, Schürze, Überschuhen, Mund-Nasen- Schutz, Schutzbrille und Schutzhandschuhen betreten werden (Anhang 5) (Dr. Robert Fock, Infektologie 126/23)

4.2 Meldungen an Übergeordnete Behörden bei Infektionskrankheiten zum Schutz des Gesundheitswesens

Anhand des Beispiels mit dem Helfer aus Guinea und dem Verdacht auf Ebola würden die nächstsehenden Übergeordneten Behörden sofort und ohne Verzug zu informieren sein. Nach Infektionsschutzgesetz (IfSG) § 6 Abs. 1 Satz 1 Buchstabe g) ist der Krankheitsverdacht, die Erkrankung sowie der Tod an virusbedingtem hämorrhagischen Fieber namentlich zu melden. Das Gesundheitsamt hat (neben der Anordnung der Quarantäne; § 30 Abs. 1 IfSG) bereits den Verdachtsfall unverzüglich an die Oberste Landesgesundheits-behörde (§ 12 Abs. 1 IfSG) zu melden. Diese muss unverzüglich eine Meldung gegenüber dem RKI erstatten (§ 12 Abs. 1 IfSG). Darüber hinaus sollten die Behörden der Länder wegen der Tragweite dieser Erkrankungen in diesen Fällen eine Unterstützung des RKI anfordern (s. § 4 Abs. 1 IfSG). Unabhängig vom offiziellen Meldeweg ist eine sofortige Kontaktaufnahme zwischen dem behandelnden Arzt und Experten des RKI oder anderen Experten anzuraten. Da die einzuleitenden Maßnahmen sehr aufwendig sein können, ist es nur folgerichtig, alle Aktivitäten so früh wie möglich zu stoppen, wenn sie sich im Nachhinein als nicht erforderlich erweisen. Weil viele Gesundheitsämter keine 24-stündige Rufbereitschaft haben und derartige Fälle häufig außerhalb der regulären Dienstzeiten aufzutreten pflegen, kann die Veranlassung der weiteren Maßnahmen auch über den Polizeiruf erfolgen. Die Polizeidienststellen verfügen über eine stets besetzte und durchgehende Alarmierungskette, wobei auf der Ebene der Regierungspräsidien oder Innenministerien Einsatzzentralen bzw. Lagezentren bestehen, von denen aus die Alarmierung der zuständigen Behörden erfolgen kann. Entsprechende Alarmpläne liegen dort vor. Der nationale Pandemieplan gibt einen Rahmen vor, der die Grundlage für die Pandemiepläne der Länder und die Ausführungspläne der Kommunen bildet. Er orientiert sich an den Phaseneinteilungen des Pandemieverlaufs, den die Weltgesundheitsorganisation (WHO) beschrieben hat. (RKI, 2005, Pandemieplan,Teil I)

4.3 WHO Pandemie Alarmstufen

Um den Ausbruch einer schweren weltweiten Pandemie möglichst früh zu
erkennen, hat die WHO einen globalen Alarmplan aufgestellt. Das Pandemie-
risiko wird dabei in sechs Stufen angegeben. Die Risikostufen lauten:

Phase 1:   Inter-Pandemiephase. Es werden keine Infektionen von Menschen
durch Grippeviren von Tieren beobachtet.

Phase 2:   Infektionen von Menschen durch ein neues Grippevirus aus dem
Tierreich sind nachgewiesen.

Phase 3:   Ein neues Grippevirus von Tieren infiziert mehrere Menschen oder
sorgt für kleine Infektionsherde. Es wird aber nicht oder nur in
Einzelfällen von Mensch zu Mensch übertragen.

Phase 4:   Es gibt nachgewiesene Übertragungen eines Tiergrippevirus von
Mensch zu Mensch, das zu regionalen Ausbrüchen führen kann.
Dies markiert der WHO zufolge eine «signifikante Erhöhung» des
Pandemierisikos.

Phase 5:   Die Übertragung von Mensch zu Mensch hat zur Ausbreitung in
mindestens zwei Ländern derselben Region geführt. Eine
Pandemie steht unmittelbar bevor.

Phase 6:   Pandemie. Das Virus hat sich in mindestens ein Land einer
anderen Weltregion verbreitet und dort lokale Ausbrüche durch
eine Ansteckung von Mensch zu Mensch ausgelöst.

(WHO, Pandemieplan, 2014)

5.0 Strukturen des Krisenmanagements bei einer Pandemie, zum Erhalt des Gesundheitssystems in Deutschland

Eine Influenzapandemie (Phase 6 nach Einteilung der WHO) ist unter dem Aspekt des allgemeinen Krisenmanagements eine lang anhaltende, länderübergreifende Großschadenslage. Wenn man zu dem Ebola Patienten zurück kommt würde die Gefahr einer solchen Großschadenslage bestehen. Wenn sich der Verdacht auf Ebola bestätigt, würde vorerst die zum Infektionsschutz und zur Seuchenbekämpfung vorgesehenen Mechanismen greifen. Eine Pandemie ist allerdings, wie andere Großschadenslagen auch, ein Schadensereignis, das eine Überforderung der initial zu seiner Bewältigung verfügbaren Infrastruktur diese überfordern würde. Es würden nachhaltige Schäden verursacht werden, dass die Lebensgrundlage zahlreicher Menschen gefährdet oder zerstört wird. Daher werden auch bei einer Pandemie die von Bund und Ländern errichteten Strukturen des Krisen- und Katastrophenmanagements für Großschadenslagen genutzt. Nachfolgend werden diese Strukturen anhand der Pandemieplanung dargestellt. (RKI, 2005, Pandemieplan, Teil I)

5.1 Krisenmanagement des Bundesministeriums für Gesundheit (BMG)

Gehen wir davon aus, das der Helfer aus Guinea wirklich mit Ebola Infiziert wäre, würden nach der Meldung des Arztes und des Gesundheitsamtes an die höher Stehenden Behörden folgende Mechanismen in Kraft treten. Während der Interpandemischen Periode sowie der Pandemischen Warnperiode (Phase 2-3) arbeiten Bund und Länder zur Vorbereitung auf eine mögliche Pandemie in den bestehenden (Arbeitsgemeinschaft der obersten Landesgesundheits-behörden [AOLG] und Arbeitsgruppen, GMK) bzw. gesondert eingesetzten Gremien wie insbesondere der Bund-Länder-Abteilungsleiter-Arbeitsge-meinschaft (BL-AL-AG) zur Pandemieplanung zusammen. (Abbildung 6)

Mit der Pandemischen Warnperiode (Phase 4) wird im BMG der interne Krisenstab einberufen. Dieser interne Krisenstab ist in nationale und internationale Strukturen eingebunden und stellt damit die Bündelung der

Informationen und die Entwicklung von Strategien zur Bewältigung der gesundheitlichen Schadenslage sicher. Auf Bundesebene bereitet der Krisenstab gesundheitsbezogene Lösungsstrategien vor und bringt diese in den Gemeinsamen Krisenstab des BMI und des BMG oder die Interministerielle Koordinierungsgruppe ein. Hierzu hält er Kontakt mit der Gesundheitsseite der Länder über die AOLG bzw. die BL-AL-AG. International ist der BMG-interne Krisenstab eingebunden in die entsprechenden Gremien und Schnellwarnsysteme der EU. Über das Robert Koch Institut (RKI) wird Kontakt zur WHO gehalten. Die fachliche Beratung des Krisenstabes wird durch die Behörden des Geschäftsbereichs (Robert Koch-Institut (RKI), Paul-Ehrlich-Institut (PEI) und Bundesinstitut für Arzneimittel und Medizinprodukte (BfArM)) gewährleistet. Das RKI wird im Hinblick auf spezielle wissenschaftliche Expertise im Falle der Pandemie durch die Kommission für den Pandemiefall beraten. (RKI, 2005, Pandemieplan, Teil I)

5.2 Gemeinsamer Krisenstab des BMI und des BMG

Bei einer Influenzapandemie wird in Abhängigkeit von der Lageentwicklung ab der Pandemischen Warnperiode (Phase 4) auch der Gemeinsame Krisenstab des BMI und des BMG einberufen. Dieser Krisenstab hält Kontakt zu den Krisenstäben der anderen Ressorts und der Länder und dient insbesondere der bereichsübergreifen- den Abstimmung zeitkritischer Entscheidungen und Maßnahmen sowie der Risikokommunikation. (Anhang 7 und 8)

5.3 Interministerielle Koordinierungsgruppe

Zur Wahrnehmung des nach Art und Umfang erhöhten Koordinierungs- und Abstimmungsbedarfes zwischen Ländern und Bundesressorts, der nicht im Rahmen des Zusammenwirkens der Krisenstäbe bewältigt werden kann, wird ab der Pandemischen Warnperiode (Phase 4) die Interministerielle Koordinierungsgruppe des Bundes und der Länder (IntMinKoGr) einberufen. Mitglieder der IntMinKoGr sind Vertreterinnen und Vertreter der zuständigen Bundesressorts und der betroffenen Länder. Zusätzlich können Experten (z. B. RKI) hinzugezogen werden. Die IntMinKoGr dient der Abstimmung zwischen

Bund und Ländern, insbesondere durch gemeinsame Lageeinschätzung, Risikobewertung und Prognose sowie die Erarbeitung gemeinsam getragener, situationsangepasster Handlungsempfehlungen.

6.0 Zusammenfassung

Bei den niedergelassenen Ärzten, Ärzten in Kliniken, Rettungsdienst-mitarbeitern, Krankentransporteuren sowie Kliniken liegt eine große Verantwortung im Bereich des deutschen Gesundheitssystems. Diese Verantwortung wird jedem Mitarbeiter im medizinischen Bereichen zugesprochen und wird anhand der medizinischen Routine gut gemeistert. Unser Gesundheitssystem ist somit für jeden Bürger Deutschlands vorhanden und bietet Medizinische Versorgung, Beratung in der Vorsorge und viele weitere Sparten an. Die dafür eingerichteten Institutionen und Behörden sind für die Verwaltung, Gesetzgebung, Interventionen, Vorschriften, Verhaltensregeln sowie für die Notfallplanung und vieles mehr verantwortlich. Eine Gefahr besteht somit bei außergewöhnlichen Sicherheitslagen, die eine Gefahr für die Gesamtbevölkerung oder große Teile der Bevölkerung betreffen könnten. Das Deutsche Gesundheitssystem hat somit zum Schutz dieses Systems besondere Alarmpläne, Epidemiepläne, Pandemiepläne, Verhaltensregeln und Vorgehens-weisen erarbeitet.

Wenn man den in Punkt 4 erwähnten Ebola Helfer (Patienten) erwähnt, besteht eine Gefahr der Pandemie. Die Verfahrensweisen sind vom behandelnden Arzt einzuleiten, der den Patienten namentlich an das Gesundheitsamt meldet. Das Gesundheitsamt meldet den Patienten an die Oberste Gesundheitsbehörde und holt sich gleichzeitig Informationen über das RKI ein. Die Oberste Gesundheitsbehörde meldet den Fall an das BMI und BMG. Das BMI und BMG bilden somit gemeinsame Krisenstäbe um ein weiteres Vorgehen und Maßnahmen zu ermöglichen. (Siehe Anlage 6) Das BMG hält internationale Kontakte zur EU. Das BMI hält den Kontakt und Information international und zur NATO aufrecht sowie zur WHO. (Siehe Anlage 9) Das RKI dient für alle als Beratungs- und Informationsstelle und arbeitet mit der WHO und dem BMI zusammen.

7.0 Eventuelle Schnittstellenprobleme beim Übermitteln der Informationen zwischen den einzelnen medizinischen Bereichen und Behörden

Schnittstellenprobleme können in der generellen Kommunikation in allen Bereichen entstehen. Das größte Problem befindet sich im Erkennen einer ansteckenden Krankheit die eine Pandemie auslösen könnte. Das Erkennen einer infektiösen Krankheit erfordert ein gutes Fachspezifisches Wissen bezüglich der Infektionskrankheiten, deren Krankheitsverlauf und Symptomen. Durch medizinisches Fachpersonal werden, meistens durch die Seltenheit der Vorkommnisse, besondere Infektionskrankheiten, wie Ebola, Gelbfieber usw. in unseren Breitengraden die ersten Symptome nicht erkannt. Dies beruht darauf, dass bei vielen Krankheiten die ersten Anzeichen unspezifische Erkrankungszeichen sind, wie Fieber. Die größte Gefahr besteht also bei einem Nichterkennen der Ärzte in niedergelassenen Praxen und Krankenhäusern.

Ein weiteres Schnittstellenproblem des Informationsflusses könnte in der Übermittlung der Informationen an das Gesundheitsamt sein. Ungenügende Informationen, nicht korrekt ausgefüllte Meldebögen oder aber gar personelle Engpässe, könnten die Übermittlung von Informationen verzögern, die in diesem Fall mehr als wichtig ist. Dies ist aber in allen weiteren Bereichen möglich, wie BMI, BMG und den anderen zuständigen Behörden.

Da dieses Problem so gering wie möglich gehalten werden soll, werden gemeinsame Führungsstäbe gebildet. Der Informationsfluss soll somit kurze Wege zurücklegen um zu vermeiden das Informationen untergehen. Dafür wurden im Vorfeld festgelegte Pandemiepläne des BMG und BMI erstellt.

Das Robert Koch Institut ist die Informationsstelle für alle Institutionen sowie für den Bürger. Es ist fragwürdig, ob jeder der Informationen benötigt auch auf das Robert Koch Institut mit dessen Empfehlungen zurückgreift. Die Institutionen arbeiten eng mit dem Robert Koch Institut zusammen, es ist nur fraglich, wenn ein Bürger zuhause erkrankt und selbst den Verdacht einer infektiösen Krankheit hat, zuerst nach den Verhaltensregeln im Internet recherchiert auf der Internetseite des RKI, als zu dem nächstliegendem Arzt zu gehen. Im dritten

Gefahrenbericht der Schutzkommission vom Bundesamt für Bevölkerungsschutz und Katastrophenhilfe wird auf eine weitgreifende Problematik hingewiesen „Als Wissenschaftlergremium muss die Schutzkommission darauf verweisen, dass katastrophenbezogene Struktur- analysen zwar durchaus vorliegen und im Folgen- den je und je beschrieben werden, dass aber eine Schutzpolitik, die solche Erkenntnisse umsetzen will, Deutschland vor eine überaus schwierige Aufgabe stellt. Das liegt weniger an den Mühen und Opfern, die sie einfordern müsste – wer vorbereitet wird, kann hier einen hohen Gefahrenrealismus entwickeln, was in der Bevölkerung Viele leidvoll haben erfahren und üben müssen. Die Schwierigkeit der Aufgabe liegt in der schutzpolitischen Kompetenzzersplitterung zwischen Bund, 16 Ländern, Gemeinden und weiteren (durch koordinationsrechtliche Verwaltungsverträge zwischen dem Bund und allen oder einzelnen Ländern geschaffenen) Organen eher staatenbundlichen als bundesstaatlichen Rechtscharakters (wie z. B. bereits der „Konferenz der Innenminister des Bundes und der Länder“). Diese Zersplitterung steht einer einheitlichen Schutzpolitik fatal im Wege, selbst dann, wenn alle Institutionen Solidaritäts- und Subsidiaritätsprinzipien verpflichtet sind.“ (Schriften der Schutzkommision, 2006, Band 59, Seite 32).

8. Fazit

Das deutsche Gesundheitssystem ist ein gut organisiertes System. Es hat als Grundsatz, dass jeder der Hilfe benötigt auch Hilfe bekommt. Dies funktioniert wunderbar im täglichem Leben. Es ist aber genauso anfällig, wenn es an die Leistungsgrenzen stößt durch ungewöhnliche Schadenslagen, Großschadens- ereignisse oder gar Epedemien oder Pandemien. Die Institutionen und Behörden, die zum Schutze dieses Gesundheitssystems eingerichtet wurden versuchen sich durch Übungen sowie durch Richtlinien und Pläne für den Krisenfall vorzubereiten und haben diese Mechanismen aufgebaut. Die obersten Ministerien, das Bundesministerium für Gesundheit und das BMI haben hierfür diverse Sicherheitsmechanismen installiert. Die Mechanismen die in Kraft treten brauchen aber eine gewisse Vorlaufzeit. Das Beispiel mit dem Infektiösen Helfer aus Punkt 4 dieser Arbeit, war eine Person, bei der Maßnahmen ergriffen werden müssten, wie Isolierung, Desinfizierung und würden schon einen erheblichen Aufwand für das Gesundheitssystem darstellen. Nehmen wir aber einmal an, dass alle der fiktiven kontaminierten Personen mit denen der Helfer Kontakt hatte erkranken, würde es deutschlandweit Hot Spots geben. 354 Hot Spots wären, wenn alle Personen an unterschiedlichen Orten wohnen würden, das „Worst Case" Szenario für alle installierten Mechanismen. Die Länder sind für den Katastrophenschutz selbst verantwortlich und würden agieren müssen. Die Infektionsschutzteams, die zu eventuellen Hot Spots reisen und vom Robert Koch Institut versendet werden, könnten nicht alle 354 Personen oder Hot Spots abarbeiten. Im Rahmen dieser Arbeit wurden die definierten kritischen Infrastrukturen, die Bereiche Länderübergreifende Krisenmanagement Übungen / Exercise (LÜKEX) und Meldestellen außer Acht gelassen, da es den Rahmen der Arbeit gesprengt hätte.

Fazit dieser Arbeit ist, das die größte Gefahr solcher Szenarien bei dem Erkennen liegt. Die Weiterleitung der Ärzte an nächstliegende Behörden und teilweise Unwissenheit über die Verfahrensweise. Zudem kommt die Angst der Ärzte den „Ball ins Rollen zu bringen" und das der Verdacht sich vielleicht nicht erhärtet.

Die Zusammenarbeit in den übergeordneten Behörden scheint durch die Bildung der gemeinsamen Führungsstäbe des BMI und BMG gut Organisiert. Man kann nur hoffen, dass es nicht zu einem Ernstfall kommt um heraus zu finden ob die Zusammenarbeit im Ernstfall wirklich reibungslos funktioniert.

9. Anhänge

Anhang 1

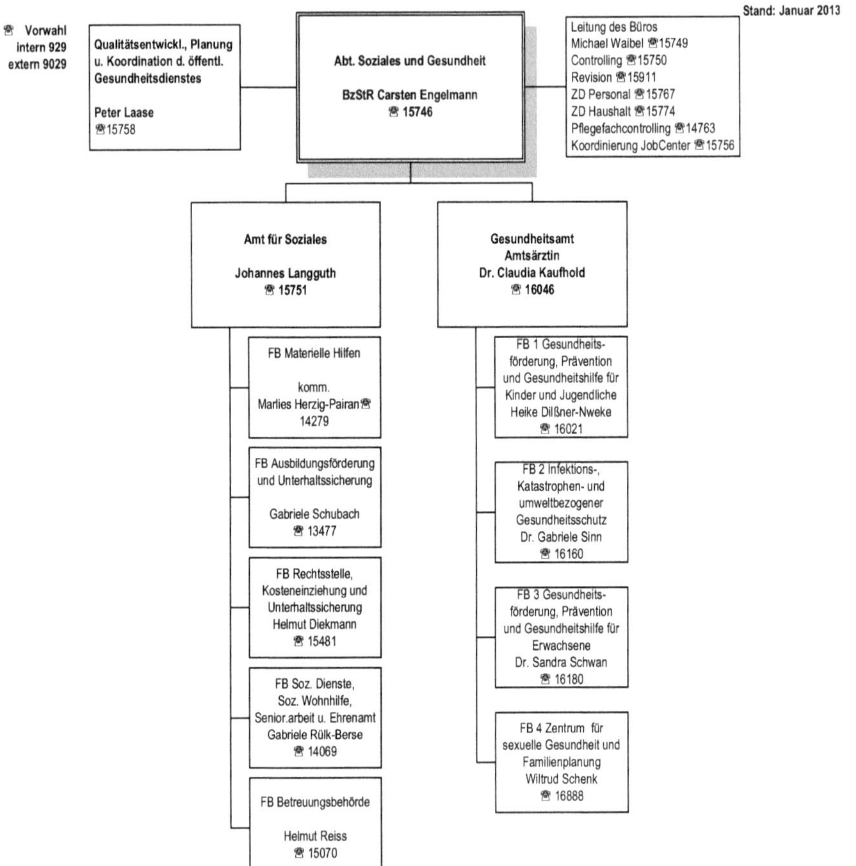

Quelle: Organigramm Abt. Soziales- und Gesundheit Charlottenburg-Wilmersdorf [Online], http://www.berlin.de/imperia/md/content/bacharlottenburg-wilmersdorf/organigramme/organigramm_soz.pdf?start&ts=1359703982&file=organigramm_soz.pdf, (letzter Zugriff: 15.01.2014)

Anhang 2

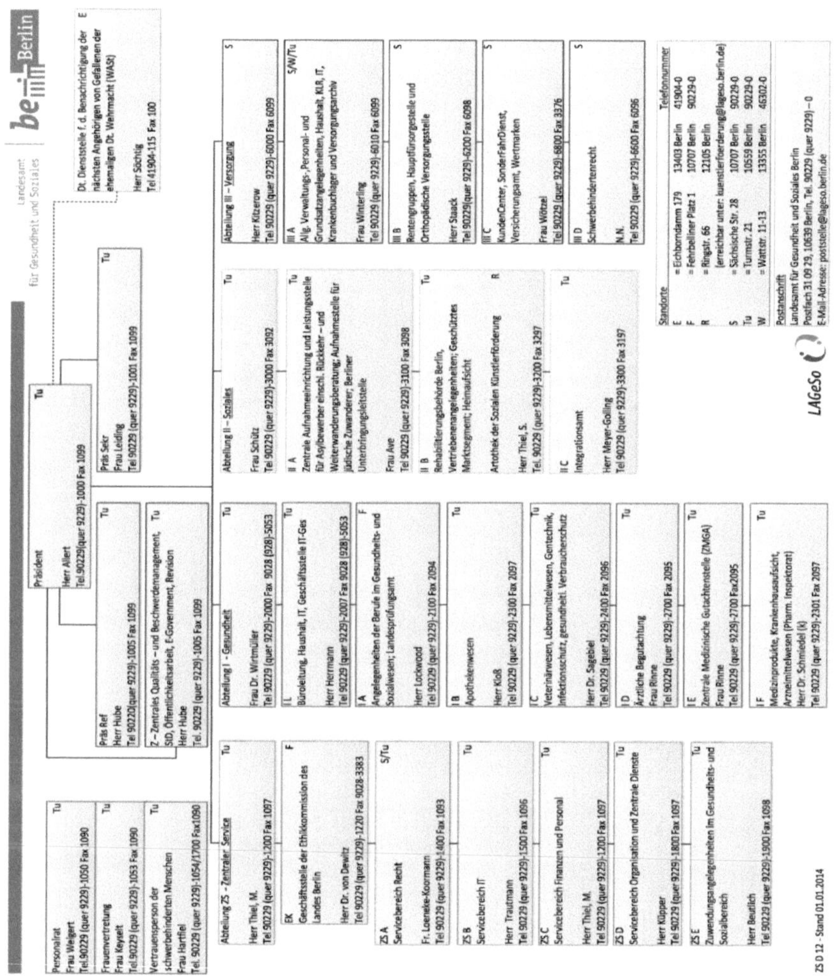

Quelle: Organigramm Landesamt für Gesundheit und Soziales

[Online], http://www.berlin.de/imperia/md/content/lageso/organigramm.pdf, (letzter Zugriff

13.01.2014)

Anhang 3

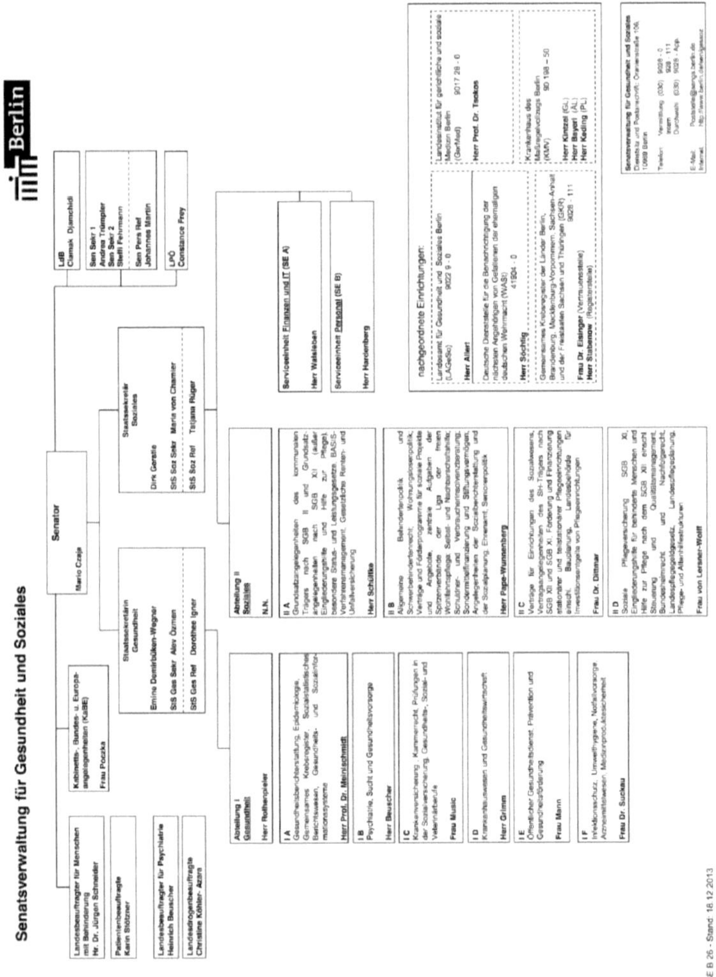

Quelle: Organigramm Senatsverwaltung für Gesundheit und Soziales
[Online] http://www.berlin.de/imperia/md/content/sen-
gessoz/leitung/2013_12_18_organigramm.pdf,
(Letzter Zugriff: 13.01.2014)

Anhang 4

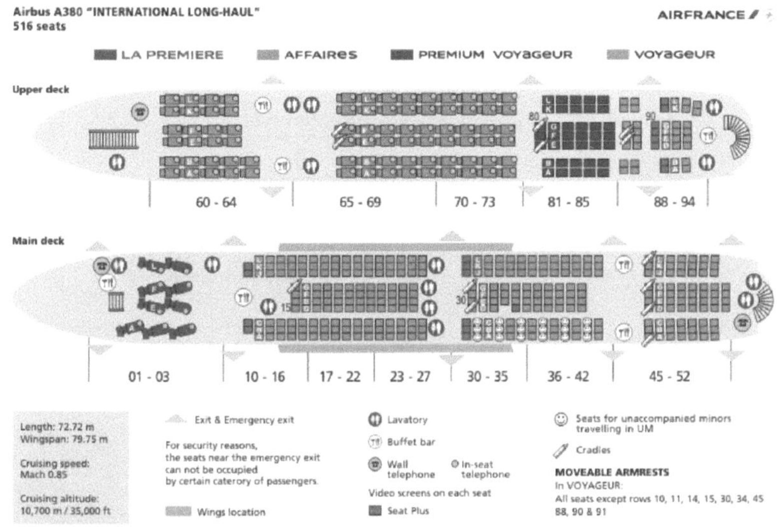

Quelle: Air France, Flugzeugtypen [Online],
http://www.airfrance.de/DE/de/common/guidevoyageur/classeetconfort/A380_presentation_airfr
ance.htm, [letzter Zugriff: 05.04.2014]

Anhang 5

Erste Maßnahmen bei Verdacht auf virales hämorrhagisches Fieber (schematisch)

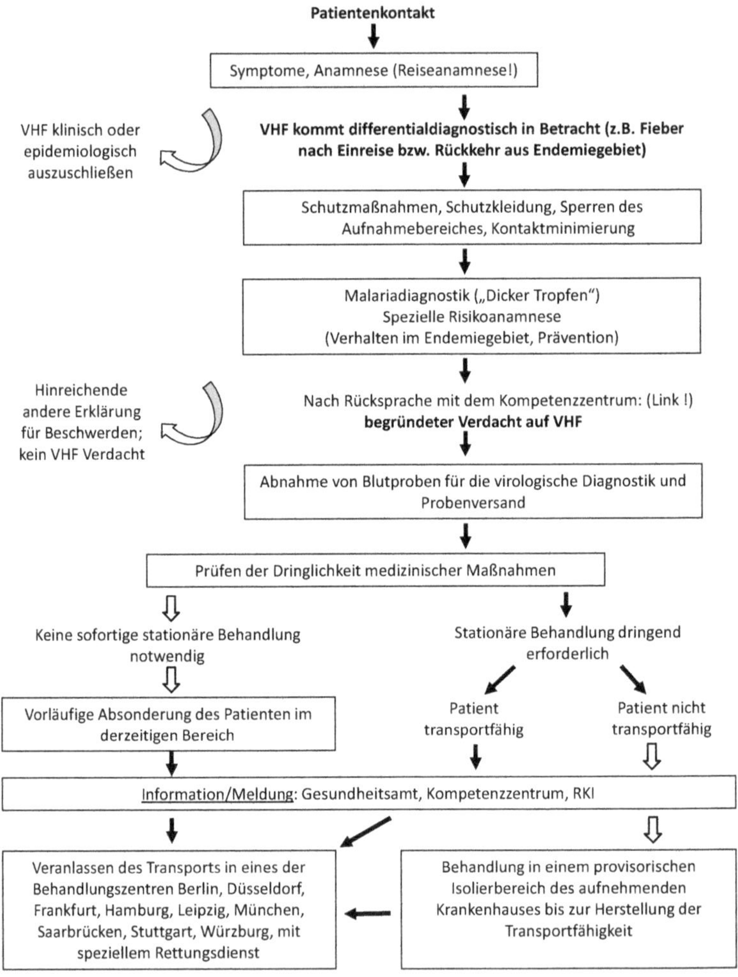

Quelle: Fock et al. ; Med Welt 5/2001; 52: 126-32   (aktualisiert 25.03.214)

Quelle: Fock et al.: Med Welt 5/2001; 52: 126-32

Abbildung 6

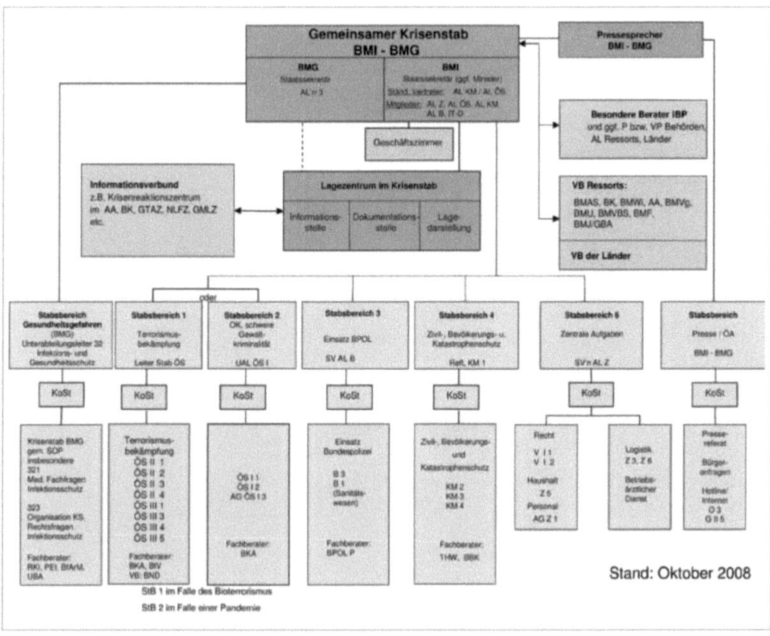

Darstellung eines gemeinsamen Krisenstabes, hier gebildet aus BMG und BMI

Auszug vergrößert von Abbildung 6

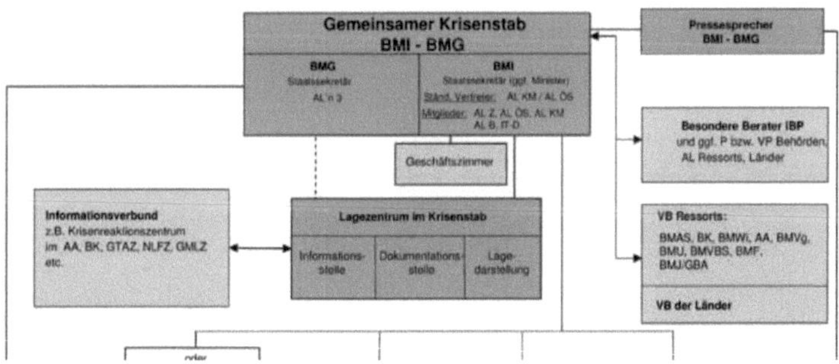

Quelle: Bundesamt für Bevölkerungsschutz und Katastrophenhilfe, Nationalen Krisenmanagement im Bevölkerungsschutz, Darstellung eines gemeinsamen Krisenstabes, hier gebildet aus BMG und BMI, Seite 15.

Anhang 7

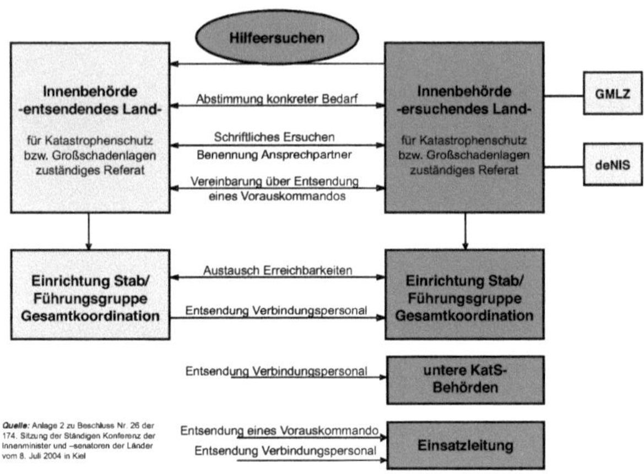

Quelle: Bundesamt für Bevölkerungsschutz und Katastrophenhilfe, Band 1, Praxis im Bevölkerungsschutz Nationalen Krisenmanagement im Bevölkerungsschutz, Seite 11.

Anhang 8

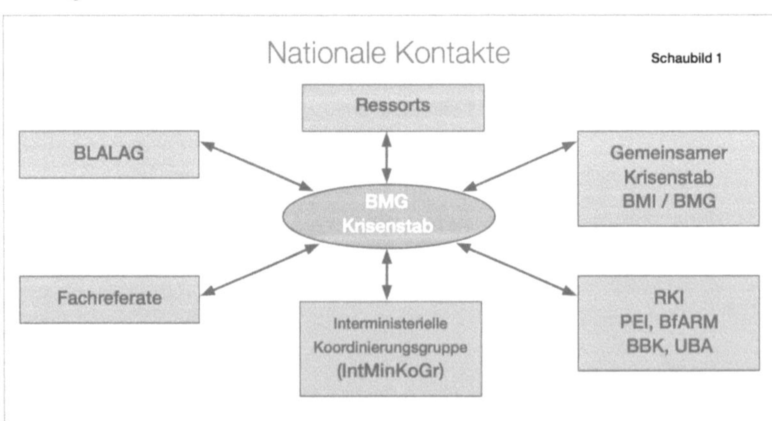

Quelle: Bundesamt für Bevölkerungsschutz und Katastrophenhilfe, Band 1, Praxis im Bevölkerungsschutz Nationalen Krisenmanagement im Bevölkerungsschutz, Seite 31.

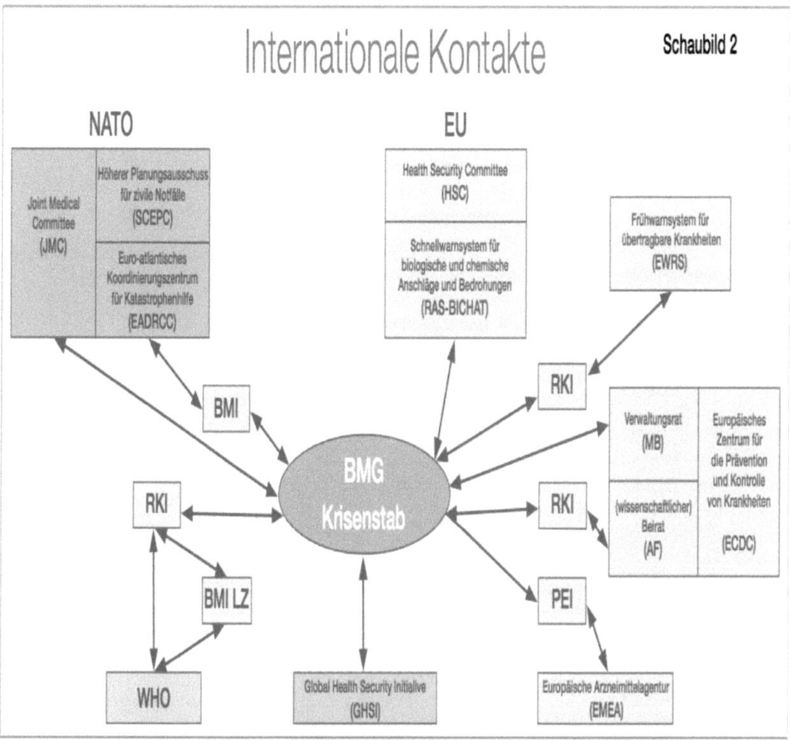

Quelle: Bundesamt für Bevölkerungsschutz und Katastrophenhilfe, Band 1, Praxis im Bevölkerungsschutz Nationalen Krisenmanagement im Bevölkerungsschutz, Seite 32, (letzter Zugriff: 18.03.2014)

11. Literaturverzeichnis

Abt. Soziales- und Gesundheit Charlottenburg-Wilmersdorf,

[Online], http://www.berlin.de/imperia/md/content/bacharlottenburg-
wilmersdorf/organigramme/organigramm_soz.pdf?start&ts=1359703982&file=organigra
mm_soz.pdf, [15.01.2014]

Bundesamt für Bevölkerungsschutz und Katastrophenhilfe,

Drei Ebenen, ein Ziel: Bevölkerungsschutz – gemeinsame Aufgabe von Bund, Ländern,
Kommunen (2011), [Online],
http://www.bbk.bund.de/SharedDocs/Downloads/BBK/DE/Publikationen/Broschueren_F
lyer/DreiEbenen-einZiel.pdf?__blob=publicationFile

Bundesamt für Bevölkerungsschutz und Katastrophenhilfe,

nationales Krisenmanagement, (2012) [Online],
http://www.bbk.bund.de/SharedDocs/Downloads/BBK/DE/Publikationen/Praxis_Bevoelk
erungsschutz/Band_1_Praxis_BS_Nationales_Kr_management_im_BS.pdf?__blob=pu
blicationFile, [25.03.2014]

Bundesamt für Bevölkerungsschutz und Katastrophenhilfe (2005),

Problemstudie: Risiken in Deutschland Teil 1 Wissenschaftliches Forum Band 6
[Online], http://www.bbk.bund.de/SharedDocs/Downloads/
BBK/DE/Publikationen/Wissenschaftsforum/Bd6_Risiken-fuer-
D_Teil1.pdf?__blob=publicationFile, [10.04.2014]

Bundesamt für Bevölkerungsschutz und Katastrophenhilfe (2005),

Problemstudie: Risiken für Deutschland, Teil 2 [Online],
http://www.bbk.bund.de/SharedDocs/Downloads/BBK/DE/Publikationen/Wissenschaftsf
orum/Bd6_Risiken-fuer-D_Teil1.pdf?__blob=publicationFile, [10.04.2014]

Bundesamt für Bevölkerungsschutz und Katastrophenhilfe (2006), [Online],

3. Gefahrenbericht der Schutzkommission beim Bundesminister des Innern, Bericht
über mögliche Gefahren für die Bevölkerung bei Großkatastrophen und im
Verteidigungsfall - Band 59 Zivilschutz-Forschung Neue Folgen [Online],
http://www.bbk.bund.de/SharedDocs/Downloads/BBK/DE/Publikationen/PublikationenF
orschung/Band59.pdf?__blob=publicationFile, [12.03.2014]

Bundesministerium der Justiz und für Verbraucherschutz (2000), [Online],

Gesetz zur Verhütung und Bekämpfung von Infektionskrankheiten beim Menschen
(Infektionsschutzgesetz - IfSG).[Online]. Verfügbar unter: http://www.gesetze-im-
internet.de/bundesrecht/ifsg/gesamt.pdf [01.04.2014]

Bundesministerium des Innern, 2014, [Online],

http://www.bmi.bund.de/DE/Home/startseite_node.html, [letzter Zugriff: 14.04.2014])

Bundesministerium für Gesund , 2014, [Online],

http://www.bmg.bund.de, [letzter Zugriff: 14.04.2014])

Friesecke I, Biederbick W, Boecken G, Gottschalk R, Koch HU, Peters G, Peters S, Sasse J,

Stich A (2007): Biologische Gefahren II - Entscheidungshilfen zu medizinisch angemessenen Vorgehensweisen in einer B-Gefahrenlage. BBK und RKI (Hrsg), 1.Auflage. Bonn/Berlin: Bundesamt für Bevölkerungsschutz und Robert Koch-Institut.

Fock R (2007), Außergewöhnliche biologische Gefahren.

In: RKI und BBK (Hrsg), Biologische Gefahren I - Handbuch zum Bevölkerungsschutz, 3. Auflage. Berlin/Bonn: Robert Koch-Institut und Bundesamt für Bevölkerungsschutz.

Fock R (2003), Großschadenslagen durch biologische Agenzien.

In: Bundesministerium des Innern (Hrsg), Katastrophenmedizin, Leitfaden für die ärztliche Versorgung im Katastrophenfall. Bonn-Bad Godesberg: Bundesverwaltungsamt.

Gesundheitsamt [Online], 2014, http://www.berlin.de/ba-charlottenburg-wilmersdorf/

org/gesundheit/, [letzer Zugriff: 24.04.2014]

Landesamt für Gesundheit und Soziales [Online],

http://www.berlin.de/imperia/md/content/lageso/organigramm.pdf,   [letzter   Zugriff: 13.01.2014]

Robert Koch Institut (2007), [Online], Nationaler Pandemieplan I [Online],

http://www.rki.de/DE/Content/InfAZ/I/Influenza/influenzapandemieplan_I.pdf?__blob=pu blicationFile, [letzter Zugriff: 01.04.2014]

Robert Koch Institut (2007), [Online], Nationaler Pandemieplan II [Online],

http://www.rki.de/DE/Content/InfAZ/I/Influenza/influenzapandemieplan_II.pdf?_blob=pu blicationFile, [letzter Zugriff: 01.04.2014]

Robert Koch Institut (2007), [Online], Nationaler Pandemieplan III [Online],

http://www.rki.de/DE/Content/InfAZ/I/Influenza/influenzapandemieplan_III.pdf?_blob=pu blicationFile, [letzter Zugriff: 01.04.2014]

Robert Koch Institut (2007), [Online], Anhang zum Nationalen Pandemieplan [Online],

http://www.rki.de/DE/Content/InfAZ/I/Influenza/Influenzapandemieplan_Anhang.pdf?__b lob=publicationFile, [letzter Zugriff: 01.04.2014]

Robert Koch Institut, Ebola [Online],

http://www.rki.de/DE/Content/InfAZ/I/Influenza/Influenzapandemieplan_Anhang.pdf?__b lob=publicationFile, [letzter Zugriff: 01.04.2014]

Robert Koch Institut [Online], Infektionsepidemiologisches Jahrbuch meldepflichtiger Krankheiten,

2012 (2012) [Online],
http://www.rki.de/DE/Content/Infekt/Jahrbuch/Jahrbuch_2012.pdf?__blob=publicationFil e, [letzter Zugriff: 24.03.2014]

R. Fock, U. Koch, A. Wirtz, M. Peters, B. Ruf, T. Grünewald,

Arbeitsgruppe Seuchenschutz, Robert Koch-Institut Berlin [Online],
http://www.rki.de/DE/Content/Infekt/Biosicherheit/Schutzmassnahmen/Kontakt/schatt.pd f?__blob=publicationFile, [letzter Zugriff: 24.04.2014]

Senatsverwaltung für Gesundheit und Soziales [Online],

http://www.berlin.de/lageso/, [letzter Zugriff: 14.04.2014])

Senatsverwaltung für Gesundheit und Soziales,[Online],

http://www.berlin.de/imperia/md/content/sen-gessoz/leitung/2013_12_18_organigramm.pdf, [13.01.2014]

Spiegel Online, 2014, Guinea: Bereits 95 Tote nach Ebola Ausbruch,

http://www.spiegel.de/wissenschaft/medizin/guinea-bereits-95-tote-nach-ebola-ausbruch-a-963181.html)

Sasse J, Biederbick W, Brockmann S, Hermann M, Preuss B, Schreiber J, Uhlenhaut C (2007):

Biologische Gefahren I - Handbuch zum Bevölkerungschutz. BBK und RKI (Hrsg), 3. Auflage.